AF564048

BIBLIOGRAPHIE DES EAUX DE SOULTZMATT.

Chronique manuscrite de Thann, année 1272.

SCHŒNCK, *Salivallis acetosella.* — *Mineral-Beschreibung eines mineralischen Sauerbrunnenwassers zu Sultzmatt. Basel* 1617.

F. A. GUERIN, *Dissertatio de fontibus medicatis Alsatiæ.* Strasbourg 1769; p. 34 à 45.

J. A. MÉGLIN, D.-M., Analyse des eaux minérales de Soultzmatt en Haute-Alsace, 1779.

Notice sur les eaux minérales de Soultzmatt, par le docteur RAMEAUX, contenant l'analyse de MM. les professeurs PERSOZ et COZE. Strasbourg, 1838.

ARNOLD, Considérations pratiques sur l'emploi de l'eau balsamique de Soultzmatt. Strasbourg, 1852.

J. A. BACH, Des eaux gazeuses alcalines de Soultzmatt (Haut-Rhin). Strasbourg, 1853.

Notice sur les eaux gazeuses alcalines de Soultzmatt, publiée par l'administration des bains, 1855.

Compte-rendu de l'ouvrage de M. le docteur BACH, par M. le docteur TOURDES, professeur à la Faculté de médecine de Strasbourg. (Gazette médicale de Strasbourg, juin 1853, p. 197.)

On trouve encore différents articles sur les eaux de Soultzmatt dans la thèse de M. le professeur KIRSCHLEGER, dans des mémoires de MM. CHEVALIER et SCHÆUFFELE, pharmaciens à Paris; dans la Gazette hebdomadaire et dans la Gazette des eaux, année 1858.

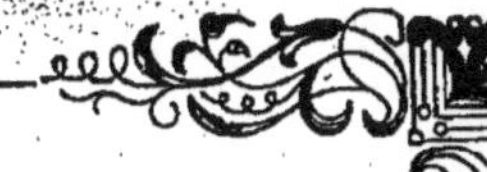

DES EAUX

GAZEUSES ALCALINES NON FERRUGINEUSES

DE SOULTZMATT (HAUT-RHIN)

PAR

LE DOCTEUR BACH,

Médecin-Inspecteur des Eaux de Soultzmatt, Professeur agrégé à la Faculté de médecine de Strasbourg, Membre correspondant de la Société d'hydrologie de Paris, Lauréat de l'Académie impériale de médecine (années 1853, 1854 et 1855), etc.

A PARIS,

Chez **BALLIÈRE**, libraire, rue Hautefeuille, 17.

A STRASBOURG,

Chez **DERIVAUX**, rue des Hallebardes, 11 ;
et au Dépôt des eaux de Soultzmatt, chez M. **MOLK**, pharmacie
du *Cygne*, Vieux-Marché-aux-Vins, 47 ;
A PARIS au Dépôt central des eaux de Soultzmatt, rue d'Aumale, 6.
près de la rue Saint-Georges.
A l'établissement des bains de Soultzmatt.

1859.

STRASBOURG, IMPRIMERIE HUDER.

DES

EAUX GAZEUSES ALCALINES NON FERRUGINEUSES

DE SOULTZMATT (HAUT-RHIN).

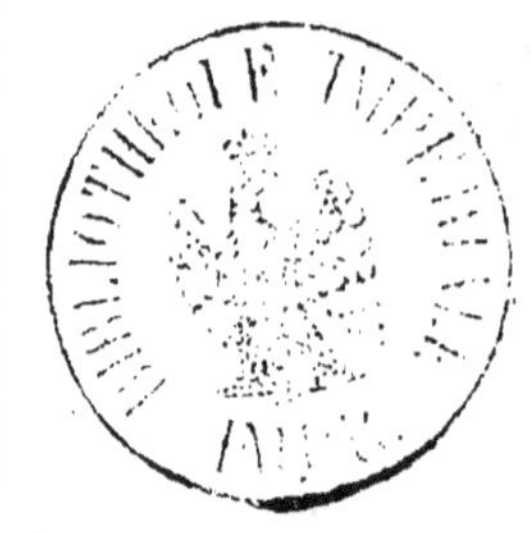

Il y a quatre ans environ que dans une monographie assez étendue j'ai attiré l'attention des médecins sur les eaux gazeuses alcalines de Soultzmatt. Ces eaux, qui, d'après leur analyse chimique, sont un véritable type d'eau gazeuse alcaline exempte de tout principe métallique, méritent une place exceptionnelle parmi toutes les eaux minérales de ce groupe. Me fondant, non-seulement sur les résultats de cette analyse, mais encore sur ceux de l'expérience et de la pratique, j'ai cru pouvoir promettre un brillant avenir à la source qui les fournit. Ces prévisions, dans un court espace de temps, se sont réalisées, et les eaux de Soultzmatt, autrefois, pour ainsi dire, ignorées, ont acquis dans ces dernières années une réputation considérable. Elles ont obtenu le bienveillant patronage des médecins les plus distingués de Paris et de la province, patronage d'autant plus précieux, qu'il a été spontané, et qu'il est fondé sur les qualités chimiques et sur les propriétés bienfaisantes de ces eaux remarquables.

Je suis heureux de ce succès, auquel j'ai contribué pour ma part. Aujourd'hui la source de Soultzmatt constitue une richesse inépuisable pour notre sol; elle établit dans une de nos vallées d'Alsace une industrie nouvelle, qui tourne au profit de l'humanité. Je ne négligerai rien pour en augmenter la renommée, et chaque année j'y consacrerai quelques pages, jusqu'à l'époque peu éloignée où je publierai un travail plus complet sur ce sujet, qui intéresse vivement la science hydrologique.

EXAMEN COMPARATIF

des éléments minéralisateurs contenus dans les eaux gazeuses alcalines de Soultzmatt, de Vichy, de Selters, d'Ems, de Contrexéville, de St-Galmier, de Pougues, de St-Alban, etc., d'après les analyses les plus récentes.

Quoique d'après mon opinion chaque eau minérale ait des vertus thérapeutiques qui ne peuvent le plus souvent être expliquées par la quantité et la qualité des principes minéralisateurs qu'elles renferment, et que les combinaisons admises par les chimistes soient très-problématiques, nous devons cependant jusqu'à présent accepter ce moyen d'investigation comme le meilleur, ou au moins comme le seul en dehors des faits que nous fournit la thérapeutique, pour classer une eau minérale et juger de sa valeur.

Je vais essayer dans un court aperçu de faire connaître la composition chimique de l'eau de Soultzmatt. Je comparerai cette eau avec les eaux gazeuses alcalines les plus en renom, fournissant ainsi à chacun un moyen facile de les apprécier. Cette manière de procéder par des chiffres me paraît la meilleure pour assigner à une eau minérale sa véritable place.

Analyse chimique des eaux de Soultzmatt faite par M. Béchamp, professeur de chimie à la Faculté de médecine de Montpellier.

De toutes les sources de Soultzmatt une seule, *la Première (Sauerwasser)* peut servir pour les cures et l'exportation. Les autres, considérablement affaiblies par les infiltrations d'eau douce qu'on n'a pu isoler, sont réservées pour les bains.

La première analyse des eaux de Soultzmatt a été faite en 1779 par le célèbre docteur Meglin de Colmar. Plus tard, en 1838, ces eaux ont été analysées par M. le professeur Persoz, l'un des chimistes les plus distingués de notre époque, et par M. le professeur Coze, doyen de la Faculté de médecine de Strasbourg. Nous reproduisons ici l'analyse de M. le professeur Béchamp, qui est la plus récente et la plus complète (1853).

Température + 10°.

1000 grammes d'eau de Soultzmatt contiennent :

Acide carbonique libre ou à l'état de bicarbonate. . .	2,47213
Carbonate de soude	0,67733
— de lithine.	0,01233
— de chaux	0,29959
— de magnésie	0,20618
Sulfate de potasse	0,14773
— de soude.	0,02271
Chlorure de sodium	0,07060
Borate de soude	0,06501
Acide silicique.	0,06350
Acide phosphorique, Alumine, Péroxyde de fer	0,00890
Somme des parties fixes	1,57388

Autre arrangement en supposant les carbonates à l'état de bicarbonates.

1000 grammes d'eau de Soultzmatt contiennent :

Acide carbonique libre	1,94596
Bicarbonate de soude	0,95743
— de lithine	0,01976
— de chaux	0,43115
— de magnésie.	0,31326
Sulfate de potasse	0,14773
— de soude anhydre	0,02271
Chlorure de sodium	0,07060
Borate de soude anhydre	0,06501
Acide silicique	0,06350
Acide phosphorique, Alumine, Péroxyde de fer	0,00890

Du rang de l'eau de Soultzmatt d'après l'acide carbonique libre ou à l'état de bicarbonate qu'elle contient.

1° Soultzmatt.	2° St-Galmier.	3° Ems.
2,47213.	2,082.	1,5330.
BÉCHAMP.	O. HENRY.	JUNG.

4° Vichy.	5° Selters.	6° Pougues.	7° Contrexéville.
0,974.	0,5975.	0,33.	0,00372.
O. HENRY.	BISCHOF.	BOULAY ; O. HENRY.	O. HENRY.

Ainsi, parmi ces eaux célèbres, l'eau de Soultzmatt occupe le premier rang par l'acide carbonique libre ou à l'état de bicarbonate qu'elle renferme. La quantité totale de cet acide est de près de 3 grammes ; ce qui fait, à la température ordinaire, presque trois litres de gaz par litre d'eau : mais ce gaz est en partie combiné et en présence de substances basiques, il ne tend à s'échapper que lentement, ce qui explique pourquoi cette eau, si riche en acide carbonique, mousse moins que les eaux artificielles, qui ont le grand inconvénient de laisser leur gaz se dégager immédiatement dès qu'on débouche, tandis que celui de l'eau de Soultzmatt et de la plupart des eaux naturelles ne devient libre que dans l'estomac : cette seule considération suffit pour établir l'infériorité des eaux gazeuses artificielles.

Du rang de l'eau de Soultzmatt d'après ses bicarbonates alcalins.

1° Vichy.	2° Pougues.	3° Selters.	4° Soultzmatt.
4,654.	2,9383.	1,8116.	1,73060.

5° St-Galmier.	6° Contrexéville.	7° Ems.
1,271.	1,093.	0,77.

L'eau de Soultzmatt n'occupe ici que le quatrième rang; elle est bien moins riche en bicarbonate de soude que la source des Célestins (Vichy) (4,364) ; sans cette différence l'eau de Soultzmatt et l'eau de Vichy auraient une composition presque identique.

La richesse en bicarbonate de chaux (1,3260), qui assigne à Pougues le second rang, n'est peut-être pas à envier, cet élément étant le moins recherché parmi les bicarbonates alcalins, parce qu'en passant à l'état de carbonate il se précipite facilement.

Une différence insignifiante existe dans la proportion des bicarbonates alcalins entre Selters et Soultzmatt; différence qui est bien compensée par la quantité d'acide carbonique libre que renferment nos eaux. Ne doit-on pas préférer alors pour l'usage de nos tables l'eau de Soultzmatt, qui est plus riche en acide carbonique et qui ne renferme pas, comme l'eau de Selters, des sels de fer (0gr,01950) et une énorme quantité de sel de cuisine (2gr,7960) ?

L'eau de Soultzmatt a l'avantage de contenir du bicarbonate de lithine, élément précieux qui, d'après les travaux publiés en Allemagne, exerce une action prononcée sur les organes digestifs et excite l'appétit.

Du rang qu'occupe Soultzmatt par ses éléments salins.

Les eaux gazeuses alcalines ont d'autant plus de valeur, qu'elles sont plus riches en bicarbonates alcalins : leur valeur et leur réputation semblent diminuer jusqu'à un certain point en raison de la prédominence de leurs principes salins.

1° Ems.	2° Soultzmatt.	3° St-Galmier.	4° Vichy.
0,2646.	0,37845.	0,596.	0,690.
5° Pougues.	6° Contrexéville.	7° Selters.	
0,8950.	1,550.	2,97760.	

Si ces rapprochements sont fondés, comme j'ai tout lieu de le croire, Selters serait, comme eau gazeuse alcaline, inférieure à sa réputation. Je ferai observer que la plupart des eaux gazeuses de l'Allemagne, Ems excepté, sont plus chargées de principes salins que les nôtres. L'eau de Soultzmatt renferme un sel qu'on ne trouve pas dans les eaux que nous venons de comparer avec elle : c'est le borate de soude qui exerce une action calmante bien manifeste sur les organes génitaux-urinaires.

Vichy, Soultzmatt, Ems seuls renferment des sels de potasse, élément très-recherché dans les eaux minérales.

Du rang qu'occupe Soultzmatt par la somme de ses éléments minéralisateurs.

L'eau de Soultzmatt est si claire, si limpide, si peu salée, qu'on pourrait croire qu'elle est presque dépourvue de principes minéralisateurs. Ce tableau, où est représentée la somme de ces principes dans les eaux gazeuses alcalines les plus célèbres, est destiné à relever cette erreur.

1° Vichy.	2° Selters (1).	3° Soultzmatt.	4° Pougues.
6,381.	4,5114.	4,1071.	3,8349.
5° Contrexéville.	6° Ems.	7° St-Alban.	8° Bussang.
2,874.	2,6773.	2,600.	1,486.

L'eau de Soultzmatt est donc une eau gazeuse alcaline très-chargée de principes minéralisateurs : mais ces principes y sont dans des proportions si bien combinées, leur choix est si heu

(1) Selters n'occupe le second rang que par son énorme quantité de sel de cuisine (2gr,97600), ce qui donne en réalité le second rang à Soultzmatt comme eau gazeuse alcaline et le place à côté de Vichy.

reux, qu'ils dissimulent leur présence pour ne laisser percevoir qu'une saveur agréable et pétillante. Nous avons la conviction intime que, si les eaux de Selters et de Soultzmatt, munies de leurs titres de noblesse, étaient à la même époque sorties de l'obscurité, et avaient eu l'une et l'autre des patrons également célèbres, l'eau du pays de Nassau n'aurait probablement pas franchi les limites de l'Allemagne; tandis que l'eau de notre source française aurait été recherchée du monde entier, et aurait, comme cela a eu lieu depuis, trouvé place sur toutes les tables. C'est d'elle qu'Alibert aurait dit: «Cette eau est servie sur «toutes les tables de l'Europe; sa réputation ne s'éteindra jamais; «son goût piquant flatte agréablement les papilles de la langue «chez tous les peuples.»

Du rang qui appartient à l'eau de Soultzmatt par l'absence de sels de fer et de manganèse.

L'eau de Soultzmatt a parmi les eaux célèbres que nous venons de comparer entre elles le privilége unique de ne pas renfermer de sels de fer ou de manganèse. Or, il est à remarquer que la valeur des eaux gazeuses alcalines semble diminuer en proportion de l'augmentation de ces deux éléments; Selters seul ferait une exception à cette règle.

1° Soultzmatt.	2° Vichy.	3° Ems.	4° Contrexéville.
0,00.	0,001.	0,0026.	0,009.
5° Bussang; St-Galmier.	6° Pougues.	7° Selters.	8° St-Alban.
0,0160.	0,0206.	0,0270.	0,038.

Ce tableau constate un fait: c'est que les trois sources gazeuses alcalines les plus connues et les plus renommées, n'ont que des quantités très-minimes de fer. Soultzmatt, plus favorisé encore, n'en renferme point. Je n'essayerai pas ici de démontrer l'importance thérapeutique que peut avoir dans certains états morbides l'absence des sels ferreux dans une eau minérale: mais ce que je tiens à constater, c'est que l'eau de Soultzmatt est une eau uniquement gazeuse alcaline, et que c'est cette exception, qu'on n'a jusqu'ici, à ma connaissance, rencontrée dans aucune eau de ce groupe, qui fait sa renommée et sa fortune.

De l'ensemble de cet examen comparatif je crois pouvoir conclure que les eaux de Soultzmatt méritent un rang distingué dans le groupe des eaux gazeuses alcalines. Cette opinion est aussi celle de M. O. Henry dans son rapport à l'Académie impériale de médecine, en date du 9 août 1853, rapport qui a motivé l'autorisation d'exporter les eaux de Soultzmatt. Les médecins et le public liront avec plaisir un résumé de ce rapport, qui ne fait que confirmer mon appréciation des eaux de Soultzmatt.

Extrait du rapport sur les eaux gazeuses alcalines de Soultzmatt, fait à l'Académie impériale de médecine (séance du 9 août 1853) par M. O. Henry.

La source de Soultzmatt, d'un produit très-abondant, sort d'un grès vosgien dans le département du Haut-Rhin, à 16 kilomètres de Colmar, au milieu d'une belle et fertile vallée; l'eau est de nature alcaline gazeuse et très-recherchée dans le pays où on la connaît depuis fort longtemps...... Tout récemment elle a été l'objet d'un travail fort remarquable, on doit le dire, dû au zèle consciencieux de M. Béchamp, professeur agrégé de chimie à l'école de pharmacie de Strasbourg. (1)

D'après les résultats obtenus par M. Béchamp, l'eau minérale de Soultzmatt appartient au groupe des eaux *acidules bicarbonatées sodiques et calcaires*; elle vient prendre rang à côté des eaux étrangères de Seltz et d'Ems. Ainsi ce sont des bicarbonates de soude, de potasse, de chaux, de magnésie qui en font les principaux éléments minéralisateurs associés à un grand excès d'acide carbonique, puis à quelques autres substances en quantités plus minimes, tels que le carbonate de *lithine*, le *phosphate alcalin* ou *alumineux*, le borate de soude, le sulfate alcalin, le chlorure de sodium, la silice à l'état libre ou de silicate, uni enfin à une trace presque *imperceptible de fer* et de matière organique.

L'absence *presque complète du fer* rend l'eau très-agréable à boire, grâce surtout à la présence du *grand excès d'acide carbonique* qu'elle contient; aussi est-elle recherchée partout comme très-salutaire à la fois et très-agréable.

L'analyse faite par M. Béchamp ne paraissant pas offrir de points douteux, M. O. Henry n'a pas dû chercher à contrôler les procédés indiqués par ce chimiste : mais il a voulu confirmer l'existence des substances annoncées, en se servant de moyens différents, dans le but de corroborer l'opinion qu'il faut avoir sur la composition chimique de l'eau de Soultzmatt.

(1) M. le docteur Béchamp a depuis été nommé professeur de chimie à la Faculté de médecine de Montpellier.

En conséquence, dit-il, nous avons apprécié l'*acide carbonique* et les bicarbonates par des méthodes autres que celles mises en usage par M. Béchamp, puis on s'est assuré nettement de la présence de la *lithine*, de celle de l'*acide* et du *phosphate*, signalés parmi les principes minéralisateurs de l'eau de Soultzmatt, les résultats ont été pleinement ou à très-peu près d'accord avec ceux déjà donnés, aussi nous considérons, comme M. Béchamp, l'eau de Soultzmatt composée comme il suit :

Analyse de l'eau de Soultzmatt faite à Paris dans le laboratoire de l'Académie impériale de médecine.

1000 grammes d'eau contiennent :

Acide carbonique libre ou à l'état de bicarbonates.	1,7750. (1)
Carbonate de soude	1,0040.
Carbonate de potasse	0,0940.
Carbonate de lithine	non.
Carbonate de chaux.	0,4210.
Sulfate de soude	0,1500.
Chlorure de potassium	ind. sens.
Chlorure de sodium	0,0740.
Chlorure de magnésium	ind. sens.

L'analyse de l'eau de Selters est mise en regard de celle de Soultzmatt par le savant chimiste, qui termine son rapport par les conclusions suivantes :

L'eau de Soultzmatt est plus riche en acide carbonique; elle est aussi plus chargée de bicarbonates, éléments minéralisateurs capitaux des eaux minérales ; elle est très-agréable à boire, et son action avantageuse sur l'économie animale a été constatée depuis longues années par un grand nombre de médecins du pays. Sa composition justifie aisément ses propriétés.

On peut donc regarder son emploi comme aussi avantageux au moins que celui de l'eau de Seltz, ce qui contribuera alors à nous affranchir d'un tribut payé à l'étranger en permettant d'établir les prix de cette eau bien au-dessous de celle-ci pour la mettre à la portée de tous les consommateurs.

(1) L'analyse de M. O. Henry prouve bien que l'eau de Soultzmatt est d'une conservation facile, puisqu'il a encore trouvé 1,775 grammes d'acide carbonique libre sur 1,945 grammes qu'elle contient à la source.

Nous croyons en conséquence qu'on peut répondre à M. le Ministre que tout milite en faveur de l'eau minérale *alcaline* gazeuse de Soultzmatt et qu'il y a lieu d'accorder l'autorisation de l'exploiter, sous le point de vue médical.

Signé : OSSIAN HENRY.

Appréciation des eaux de Soultzmatt par la Gazette des eaux, publiée à Paris (13 juin 1858).

Si l'Allemagne s'enorgueillit de ses sources thermales, la France n'est pas moins riche, et Vichy, Plombières, Bourbonne, peuvent rivaliser avec Baden, Kissingen ou Ems. Les eaux de Selters seules ne trouvaient peut-être pas d'équivalent de ce côté du Rhin ; mais depuis que des soins et des travaux intelligents ont tiré Soultzmatt de l'état d'oubli où il était longtemps resté, nous n'avons plus beaucoup à envier à l'Allemagne. Des analyses récentes faites par des hommes éminents dans la science ont constaté que l'eau de Soultzmatt, plus chargée d'acide carbonique que l'eau de Selters, est plus agréable à boire et peut rivaliser avantageusement avec cette dernière dont le nom est connu partout et dont le mérite est attesté par une exportation immense. Ce qui ne prouve pas moins ce mérite, ce sont les nombreux efforts de la science pour arriver à reproduire artificiellement l'eau de Selters, c'est l'accueil que le public en France a accordé à cette contrefaçon qui, sous le nom d'eau de Seltz se consomme, à Paris surtout, dans des proportions colossales. Mais il est bien constaté aujourd'hui que la nature a, en fait d'eau minérale, des secrets de fabrication que la science n'a pas trouvé encore; et grâce à la facilité des transports, qui permet aujourd'hui au commerce de livrer les eaux naturelles à des prix raisonnables, celles-ci parviendront en peu de temps à reprendre dans la faveur du public la place légitime usurpée par les eaux artificielles.

L'eau de Soultzmatt renferme près de trois grammes d'acide carbonique par litre d'eau ; elle est par conséquent plus gazeuse que l'eau de Selters et que la plupart des eaux de la même famille. Elle est riche en bicarbonates alcalins, éléments minéralisateurs capitaux des eaux minérales, et se place, sous ce rapport, à côté d'Ems, de Contrexéville et même de Vichy dont elle est la sœur cadette. Ce qui nous semble devoir surtout attirer l'attention des médecins sur l'eau de Soultzmatt, c'est qu'elle ne contient pas de sels de fer et de manganèse ; elle est un exemple rare d'une eau naturelle uniquement gazeuse alcaline. C'est à cette composition exceptionnelle qu'elle doit de ne jamais prendre le goût d'hydrogène sulfuré et de ne point former de dépôts ocreux. Son inaltérabilité lui assure le premier rang pour l'exportation, et l'appelle, comme boisson hygiénique et comme eau d'agrément, en raison de la modicité de son prix de vente, à rendre des services signalés aux villes et aux contrées où l'eau est insalubre. Elle peut être une ressource précieuse pour les hôpitaux civils et militaires et surtout pour la marine. L'exportation qui s'en fait, depuis quatre ans à peine, atteint déjà un chiffre tel, qu'elle placera bientôt Soultzmatt au rang des sources les plus importantes de France.

Soultzmatt est un gros bourg situé dans le département du Haut-Rhin, à huit kilomètres du chemin de fer de l'Est, section de Strasbourg à Bale (station de Rouffach), sur le revers oriental des Vosges. L'établissement des bains, — c'est encore un avantage que Soultzmatt possède sur Selters qui ne reçoit personne, —l'établissement offre aux baigneurs sinon le luxe, du moins le confortable des bains d'Allemagne. Il est construit dans un charmant vallon encaissé entre deux montagnes et abrité contre les vents du nord.

Chaque année un grand nombre de malades vient demander à ses eaux un remède contre les affections chroniques des poumons, la gastralgie, les dyspepsies, les maladies du foie, la goutte, la gravelle, les engorgements de la matrice, etc. On n'y trouve pas les plaisirs bruyants de Bade ou de Hombourg, mais des distractions douces qui seules conviennent aux malades et à ceux qui cherchent le repos. Les environs sont pittoresques, le touriste et l'antiquaire y peuvent faire ample moisson de souvenirs, et le promeneur qui descend vers la plaine y rencontre à chaque pas, à Mulhouse, à Guebwiller, à Wesserling, à Thann, les monuments de l'immense activité industrielle et de la prospérité de l'Alsace.

Exportation des eaux de Soultzmatt.

La plupart des eaux minérales transportées, quelles que soient les précautions prises pour assurer leur conservation, s'altèrent au bout d'un temps plus ou moins long. Cette altération tient à la composition chimique de certaines eaux minérales; elle n'est souvent l'effet ni du hasard ni du manque de soins : car la science la prévoit et peut l'expliquer d'une manière satisfaisante. Ainsi, toute eau gazeuse alcaline qui renferme des sulfates, et du carbonate ou du bicarbonate de fer, prendra au bout d'un certain temps l'odeur d'œuf pourri par suite de l'altération du bouchon. Toute eau gazeuse alcaline, quelle que soit sa transparence et sa limpidité à la source, se troublera et présentera un dépôt ocreux, si elle renferme du bicarbonate de fer, qui ne tardera pas à se convertir en carbonate de fer, lequel, à son tour, se déposera sur les parois du vase. Or, parmi toutes les eaux du groupe qui nous occupe, il n'en est pas une seule à ma connaissance qui ne renferme à la fois des sulfates et des sels ferreux. Les proportions seules de ces éléments varient dans les différentes eaux, et leur assure une inaltérabilité relative, mais qui à la longue doit inévitablement cesser. Ainsi, d'après ces données, les eaux de Vichy, d'Ems et de Contrexéville doivent se conserver et se conservent en effet fort longtemps. Il n'en est pas de même de celles de Selters, de Bussang, de St-Galmier, de St-Alban, de Pougues, de Griesbach, de Petersthal, de Rippoltsau, etc., qui ne tardent pas à prendre un goût d'hydrogène sulfuré et à présenter des dépôts ocreux.

Soultzmatt seul, parmi toutes les eaux de ce groupe, par l'absence de sels ferreux, et par la petite quantité de sulfates qu'il contient, possède le privilége de ne présenter aucun des deux inconvénients que nous venons de signaler. Les sels que renferme cette eau, éminemment alcaline, exempte de tout sel métallique, lui assurent une inaltérabilité à toute épreuve. Ainsi l'on a conservé dans nos caves de l'eau de Soultzmatt : au bout de dix ans, elle était encore aussi claire, aussi agréable que si elle eût été puisée récemment à la source.

Si l'eau de Soultzmatt ne jouit pas d'une supériorité marquée sur les autres eaux gazeuses alcalines prises à la source, sans contredit elle n'a pas son analogue pour l'exportation ; ici elle occupe le premier rang et n'a pas de rivale. Cette supériorité, que j'ai cherché à établir par différentes publications, lui a été reconnue par les médecins et par le public. Aussi la source de Soultzmatt est celle qui aujourd'hui, parmi toutes les sources minérales de France, jouit de la plus forte exportation. Cette eau, si chargée d'acide carbonique, si riche en principes alcalins, est recherchée pour ses vertus thérapeutiques, en même temps qu'elle est devenue une boisson de choix pour nos tables ; les plus fins appréciateurs lui accordent une juste préférence sur l'eau de Selters.

Fier de cette faveur et jaloux de la lui conserver, l'établissement de Soultzmatt a fait de nombreux sacrifices pour la livrer au public dans son plus grand état de pureté. On ne la recueille que le matin et le soir et pendant la nuit, aux heures où, par suite de l'abaissement de la température l'acide carbonique perd un peu de la tendance qu'il a toujours, quand il est en excès, à se séparer des bases avec lesquelles il est combiné. C'est dans des bouteilles de plus d'un litre de contenance, d'une forme élégante, d'une transparence parfaite, que l'eau est renfermée. L'emploi d'une machine puissante, analogue à celle qui sert à boucher les bouteilles de vin de Champagne, et une application de goudron sur le goulot, la garantissent contre toute détérioration.

Quel que soit le mérite d'une eau minérale, son succès n'est possible qu'à une seule condition : c'est qu'elle puisse être livrée au public à bon marché, afin qu'elle soit accessible à toutes les fortunes. C'est ce que nous avons compris à Soultzmatt, et ce que nous avons réalisé. Nous nous sommes dit avec Alibert : «Les eaux minérales sont une richesse dont on doit compte à «l'humanité.»

Action physiologique et thérapeutique de l'eau de Soultzmatt.

Comment agissent les eaux de Soultzmatt sur l'homme à l'état de santé et à l'état de maladie? Quelques mots suffiront pour faire connaître notre manière de voir à cet égard.

L'eau de Soultzmatt doit en partie à l'acide carbonique qu'elle renferme une action hyposthénisante sur le système circulatoire et sur le système nerveux. Mais cet effet n'est pas primitif, il est précédé le plus souvent d'une période d'excitation passagère, à laquelle succède la sédation. Il sera donc prudent, dans les affections aiguës et dans tous les cas où il existe un état fébrile, de priver nos eaux d'une partie de leur acide carbonique, soit en les laissant évaporer, soit en les mêlant avec du lait ou des tisanes. Au bout de peu de jours la tolérance s'établit : alors les eaux de Soultzmatt, si agréables, si rafraîchissantes, deviennent très-efficaces, et sont un puissant adjuvant dans le traitement des maladies inflammatoires, telles que la pneumonie, la bronchite, la gastrite, la fièvre typhoïde, la phthisie pulmonaire à son début, et dans un certain nombre d'affections nerveuses, parmi lesquelles je citerai surtout la gastralgie.

L'eau de Soultzmatt, par ses principes alcalins, auxquels ne s'associe aucun sel de fer, rend le sang plus fluide et s'oppose à sa coagulation ; elle est donc indiquée dans les cas si nombreux où la fibrine est en surabondance dans le sang. Elle l'est encore lorsque, les produits de l'inflammation n'ayant pas été résorbés au début, il s'agit de rendre le sang plus liquide, pour qu'il devienne plus apte à pénétrer les engorgements, qui sont composés eux-mêmes de fibrine et d'albumine. C'est ainsi que, par l'usage de nos eaux, nous voyons diminuer ou se résoudre entièrement des affections rhumatismales, des engorgements des articulations, du foie, des ovaires, de la matrice, des glandes mésentériques, etc. C'est encore par le même mécanisme que les membranes muqueuses des bronches, des intestins, de la matrice, que les séreuses malades et hypertrophiées, tels que les plèvres, le péricarde, les membranes du cerveau et de la moelle épinière, reprennent leurs caractères anatomiques et physiologiques. Connaissant l'action des alcalis sur l'albumine et la fibrine, nous concevons les avantages qu'on peut retirer de nos eaux dans certaines sécrétions produites par l'inflammation des muqueuses, et nous comprenons facilement leur influence pour la liquéfaction de certaines concrétions membraneuses (croup, angine couenneuse), et de certaines sécrétions filantes ou glutineuses des muqueuses (catarrhe pulmonaire, vésical, utérin ; leucorrhée), etc.

Autre fait important : nous savons que dans les phlegmasies aiguës et dans les chroniques, dans la phthisie pulmonaire et dans plusieurs autres affections, les hydrochlorates, les phosphates, les carbonates alcalins, surtout ceux de soude, diminuent dans le sang. Or ces principes, indispensables à la santé, y sont maintenus ou réintégrés par nos eaux gazeuses alcalines, à la grande satisfaction du malade, qui par instinct les préfère aux fades tisanes qu'on lui présente.

Les eaux de Soultzmatt, par l'acide carbonique qu'elles renferment, excitent les glandes salivaires, et activent ainsi la diastase qui transforme les matières amylacées en glycose. Lorsque l'estomac est à l'état *turgide* pendant la digestion stomacale, les alcalis que contiennent nos eaux agissent comme le soufflet de forge sur un foyer incandescent pour activer la sécrétion du suc gastrique et l'augmenter considérablement. Plus loin, dans l'intestin grêle, ces mêmes principes alcalins favorisent la production de la bile et du suc pancréatique, ou suppléent au besoin à ces sécrétions, lorsqu'elles sont languissantes ou incomplètes. —

C'est ainsi que nous comprenons que nos eaux facilitent la digestion ; qu'elles préviennent les effets fâcheux d'un repas trop copieux ; qu'elles créent, pour ainsi dire, des digestions artificielles dans les estomacs où la sécrétion du suc gastrique est trop peu abondante ; qu'elles contribuent enfin puissamment à émulsionner les graisses, l'huile de foie de morue entre autres, pour les rendre absorbables. Ainsi s'explique encore comment les eaux de Soultzmatt détruisent les acidités gastriques, lorsque la bile et le suc pancréatique sont insuffisants pour les saturer.

Mais, si nous examinons le rôle des alcalis d'un point encore plus élevé, nous pouvons admettre qu'ils ont pour effet d'augmenter puissamment l'action oxydante du foie, qui, suivant qu'elle est plus ou moins active, fait subir des métamorphoses différentes aux matières albuminoïdes et azotées. C'est de ces degrés variés d'oxydation que dépend la formation dans le sang de l'albumine, de la fibrine, de l'urée, de l'acide urique, de la créatine, etc. Liebig dit : « J'admets comme une vérité qui ne me semble nécessiter aucune démonstration particulière, que c'est par l'albumine, la gélatine, l'acide cholique, que se forment l'acide urique, l'urée, etc. » Un degré d'oxydation de plus ou de moins, oxydation qui s'opère sous l'influence des alcalis, détermine le corps qui doit se former ou se détruire.

Autre fait. Les matières sucrées ou amylacées, puisées dans l'alimentation végétale, l'amidon, le sucre de canne, etc., pour être assimilées, doivent subir dans les cavités digestives des modifications qui les transforment en glycose : or, cette substance ne peut donner lieu à des produits oxygénés sans l'intervention des alcalis contenus dans les humeurs animales, ou, à leur défaut, de ceux que nous y introduisons. D'après une expérience de Dœbereiner, les alcalis transforment les sucres fermentescibles en composés oxydables, et ces composés, en présence de corps poreux organiques ou inorganiques, brûlent en donnant naissance à des produits nouveaux, eau, acide carbonique.

Les matières grasses, malgré leur grande affinité pour l'oxygène, paraissent aussi nécessiter l'intervention des alcalis pour opérer complètement leur oxydation.

Ces lois physiologiques, que nous ne pouvons ici qu'énoncer, mais dont les médecins instruits sauront faire l'application, nous expliquent à quel titre les alcalis renfermés dans nos eaux sont utiles pour combattre l'albuminurie, le diabète, la goutte, la gravelle, le rhumatisme, etc. Elles nous font comprendre l'amaigrissement de ceux qui prennent beaucoup d'eau alcaline, et l'embonpoint de ceux chez lesquels, par la diminution des alcalis normaux du corps, l'oxydation de la graisse est incomplète.

En activant par nos eaux alcalines l'oxydation des matières albuminoïdes et amylacées, nous reconstituons souvent mieux le sang qu'avec les préparations ferrugineuses, et nous triomphons de chloroses invétérées. C'est encore par les alcalis que nous débarrassons le sang de certains principes qui le vicient et qui, à l'âge mûr, lorsqu'on n'y prend garde, et qu'avec une vie trop sédentaire on suit un régime excitant, ont pour effet d'altérer les vaisseaux (état athéromateux), d'amener des congestions et des dilatations veineuses (*erhöhte Venosität*), soit du cerveau pour produire l'apoplexie, soit des organes abdominaux, où ils déterminent l'hypochondrie (les flux hémorrhoïdaux, les affections utérines de l'âge du retour).

Mode d'administration de l'eau de Soultzmatt.

Nous ne pouvons ici poser que des règles générales, que nous modifions souvent à Soultzmatt, ou que les médecins pourront modifier dans les traitements qui seront faits loin de la source.

L'eau de Soultzmatt, comme eau d'agrément, est surtout prise aux repas, mêlée au vin. Tous les estomacs ne peuvent supporter cette boisson, par des motifs que nous avons fait connaître : mais elle convient au plus grand nombre, et, dans tous les cas, elle est préférable à l'eau de Selters artificielle, qui n'est qu'une triste contrefaçon d'un produit inimitable de la nature. Mélangée au vin sucré, aux sirops de groseille, de framboise, au jus de citron, elle entre en effervescence, et devient une limonade gazeuse des plus agréables, des plus rafraîchissantes. En mettant deux cuillerées à café de sucre en poudre dans un verre de grande dimension et en y versant moitié eau de Soultzmatt et moitié lait bouillant, on obtient une boisson tiède fort agréable et très-calmante, qui agit de la manière la plus efficace dans les bronchites, la phthisie et dans tous les rhumes d'irritation ; ce mélange augmente puissamment la sécrétion urinaire et exerce quelquefois une légère action purgative. Nous relevons souvent la fadeur des tisanes et des infusions en les coupant avec les eaux de Soultzmatt. Enfin, nos eaux gazeuses alcalines nous servent de véhicule pour administrer, avec facilité et sans produire de répugnance, un certain nombre de médicaments ; l'eau balsamique en est la preuve la plus évidente. C'est dans cette eau pétillante que nous faisons prendre aux malades, presque sans qu'ils s'en doutent, le bicarbonate de soude à haute dose, le sel ammoniaque, le sel de seignette à la dose de 45 à 50 grammes par litre; deux verres produisent l'effet purgatif et sont bien moins désagréables que l'eau de Sedlitz. Dans certains cas, nous associons nos eaux au petit-lait, qui est ainsi mieux supporté. Enfin, nous faisons prendre les teintures alcooliques dans de l'eau de Soultzmatt sucrée (digitale, aconit, belladone, vin de colchique, etc.) Il suffit d'indiquer ce mode d'administration, qui est fertile en applications.

Les malades peuvent prendre 6 à 8 verres d'eau dans la matinée; 2 ou 3 dans la soirée. Ces doses, dans le traitement de la goutte et de la gravelle et de quelques autres affections, doivent être dépassées : on peut même monter jusqu'à 15, 20 et 30 verres par jour; mais il est prudent de n'arriver que par degrés à ce chiffre exagéré. Dans les premiers jours surtout il faut essayer la susceptibilité de l'estomac.

Pendant le temps qu'on boit l'eau, et même quand on a cessé de la boire, on se livrera à un exercice modéré qui favorise le jeu des fonctions et amène l'effet diurétique sans lequel l'action médicatrice de nos eaux ne saurait être complète. Il est des estomacs qui supportent mal les eaux : elles pèsent, et déterminent le ballonnement du ventre. Un des meilleurs moyens pour détruire cet effet, est de faire prendre aux malades, avant et après qu'ils ont bu l'eau, une infusion aromatique : on choisit de préférence la camomille.

STRASBOURG, IMPRIMERIE HUDER, RUE DES VEAUX, 4.

AVIS.

L'établissement des bains de Soultzmatt est ouvert depuis le 15 mai jusqu'au 30 septembre.

On se rend à Soultzmatt, station de Rouffach (section Bâle-Strasbourg) par les chemins de fer de l'Est. Des omnibus ou des voitures communiquent avec tous les convois-directs ou convois-poste et transportent rapidement les baigneurs à leur destination. (Voir les indicateurs du service d'été.)

Toutes les demandes pour retenir des logements, pour obtenir des dépôts ou l'envoi d'eau minérale doivent être adressées (franco) à M. NESSEL, propriétaire-directeur des bains de Soultzmatt (Haut-Rhin), station de Rouffach.

Le service médical est dirigé par M. le docteur BACH, médecin-inspecteur des sources, et par un médecin ordinaire résidant.

L. NESSEL.

Dépôts des eaux de Soultzmatt.

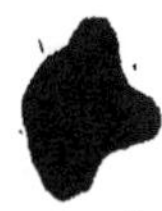

Altkirch. DURTHALLER, négociant.
Auxonne. GIRARD, cafetier.
Baccarat. ANDRÉ, négociant.
Bâle. SCHNEIDER, *id.*
Bar-le-Duc. BÔNE, Christophe, *id.*
Bar-sur-Aube. JACQUINOT, pharmac.
Barr. FRANCK, négociant.
Beaune. PONCET, pharmacien.
Belfort. SIMON, *id.*
Benfeld. NICKLÈS, *id.*
Besançon. BOUCHOT, épicier.
Bischwiller. HECK, pharmacien.
Bitschwiller. CONREAU, cafetier.
Bourbne-les-Bains. LABOIS, traiteur.
Caen. IGOUF-AUBOURG, négociant.
Cernay. Mme HEUCHEL.
Châlons-s/Marne. CORDIER, pharm.
Châlons-s/Saône. DESPIERRES, *id.*
Charleville. HIVER, comre de roulage.
Charmes. RICHARD, négociant.
Château-Thierry. VELAIN, pharmac.
Colmar. HURST, débitant de tabac.
Commercy. BOILÉE, hôtelier.
Dannemarie. PFISTER, pharmacien.
Dettwiller. LYON-LEVY, négociant.
Dijon. CÉSAR, pharmacien.
Dôle. TURQUOY, débitant de tabac.
Epernay. GUYOL, pharmacien.
Epinal. PENTECÔTE, *id.*
Epfig. METZ, aubergiste.
Fontainebleau. THINUS, pharmac.
Fraize. VOINESSON, cafetier.
Gérardmer. THIRIAT, négociant.
Gray. LOUOT, employé.
Haguenau. CORBÉ, pharmacien.
Idem. LAURENT, *id.*
Hâvre. LELIÈVRE, débitant de tabac.
Joigny. LEAU, négociant.
Kaysersberg. GSELL, épicier.
Labroque. ST-MARTIN, propriétaire.
Langres. DELANNE, négociant.
Ligny. MICHAUT, cafetier.
Lunéville. MAIRE, pharmacien.
Lure. BOISSON, *id.*
Mâcon. GUÉNAIRE, libraire.
Meaux. LUGAN, pharmacien.
Melun. LABARRE, confiseur.
Metz. GIRAUD, pharmacien.
Molsheim. GEISSWILLER, épicier.
Montbéliard. CORNE, débit. de tabac.
Mirecourt. POMMIER, pharmacien.
Mulhouse. VALLET, bazar Parisien.
Nancy. GOEURY, pharmacien.
Neufbrisach. MEMINGER, *id.*
Neufchâteau. HUMBLOT, négociant.
Niederbronn. DAUER, pharmacien.
Obernay. MÜLLER, épicier.
Orléans. LAMANT, pharmacien.
Paris. BRUN, rue d'Aumale, 6.
Phalsbourg. REEB, pharmacien.
Plombières. GENTILHOMME, *id.*
Porrentruy. SCHMITT, horloger.
Rambervillers. THOUVENIN, pharm.
Raon-l'Etape. ISELET, cafetier.
Reims. MÉLION, pharmacien.
Remiremont. WUCHER, hôtelier.
Ribeauvillé. ROSSI, négociant.
Rosheim. OHL, débitant de tabac.
Rouen. TRANSON, dépôt de thés.
Salins. BABEY, pharmacien.
Sarrebourg. MARIOTTE, *id.*
Sarreguemines. SCHMITT, *id.*
Saverne. OBERLIN, *id.*
Schiltigheim. GREINER, *id.*
Schlestadt. MERCKLEN, *id.*
Sedan. BILLET, épicier.
Sémur. COUHIN, pharmacien.
Sens. MOUILLARD, *id.*
St-Amarin. BIECHLÉ, *id.*
St-Avold. ZILGIEN, *id.*
St-Dié. MARCOT, débitant de tabac.
St-Marie. DUPRÉ, épicier.
St-Mihiel. BLAISE, débit. de tabac.
Strasbourg. MOLK, pharmacien.
Thann. AMREIN, Dr en médecine.
Thionville. STILLDORF, pharmacien.
Toul. BLANCHARD, *id.*
Verdun. LECOURTIER, déb. de tabac.
Vesoul. MILLIOT, pharmacien.
Villé. PETER, confiseur.
Vitry-le-Français. PESTRE, pharm.
Wesserling. MOEHRLIN, *id.*
Wissembourg. WOLPERT, *id.*

Dépôt central à Paris, chez M. BRUN, rue d'Aumale 6, près de la rue St-Georges.

www.ingramcontent.com/pod-product-compliance
Lightning Source LLC
LaVergne TN
LVHW020452230826
846091LV00008BA/3172

* 9 7 8 2 0 1 3 0 6 0 2 3 3 *